Asma

Todo lo que necesitas saber

Dra. Sheila Harrison

Descargo de responsabilidad

Este contenido sirve para proporcionar información general sobre la enfermedad y tiene como objetivo capacitarlo para buscar asistencia médica inmediata si es necesario para prevenir complicaciones. Es fundamental recalcar que esta información no sustituye la consulta a un médico calificado. El campo de la ciencia médica evoluciona continuamente y, debido a la naturaleza dinámica del conocimiento médico, recomendamos buscar asesoramiento de expertos si encuentra alguna inconsistencia o tiene la intención de tomar medidas basadas en la información de este contenido. Nunca ignore la orientación médica profesional ni retrase el tratamiento basándose en algo que haya leído en línea, incluido este material, o de cualquier otra fuente en línea. Recuerda siempre que Internet no puede curarte; más bien, la curación se produce a través de la guía de profesionales médicos y la providencia de Dios.

Tabla de contenido

Descripción General

Según estimaciones de la Organización Mundial de la Salud (OMS), 262 millones de personas en todo el mundo experimentarán asma en 2019. Se ha observado que las tasas de diagnóstico de asma suelen ser bajas, especialmente en los países de bajos ingresos. Los enfermos de asma pueden tener una vida feliz y plena siempre que sean conscientes de su enfermedad y le den los cuidados necesarios, aunque no exista cura conocida.

El asma es una enfermedad pulmonar crónica que puede afectar a cualquier persona a cualquier edad. La inflamación y la rigidez de los músculos que rodean las vías respiratorias dificultan la respiración.

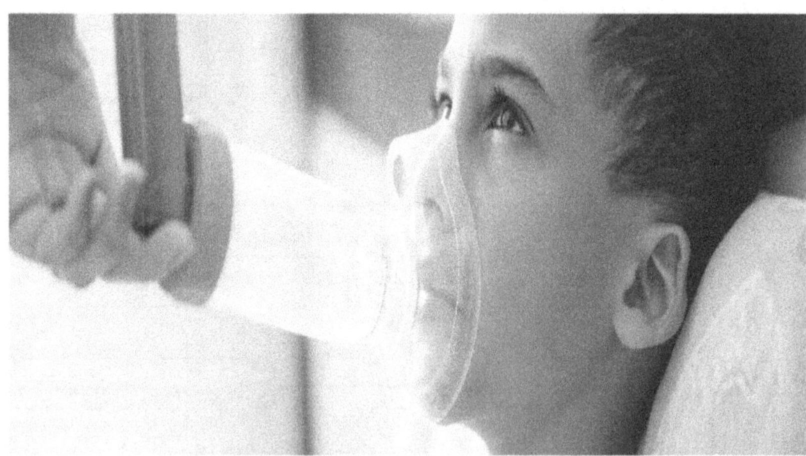

Fondo

El asma, una dolencia crónica común en todo el mundo, afecta a unos 26 millones de personas en Estados Unidos. Es la enfermedad crónica más común en la infancia, representa aproximadamente 6 millones de casos en todo el mundo y es la principal causa de hospitalización pediátrica en los Estados Unidos.

La etiología del asma es compleja e implica inflamación de las vías respiratorias, limitación intermitente del flujo de aire e hiperreactividad bronquial. Además de la secreción mucosa y el edema de las vías respiratorias, el asma también implica un proceso inflamatorio que puede ser transitorio, subagudo o crónico, que empeora la capacidad de respuesta bronquial y restringe el flujo de aire.

Hay diversos grados de hiperplasia del músculo liso, hipersecreción de moco, descamación del epitelio, remodelación de las vías respiratorias e infiltración de eosinófilos y células mononucleares. Los pacientes con asma que tienen hiperreactividad bronquial, a menudo denominada hiperreactividad de las vías respiratorias, reaccionan de forma exagerada a una variedad de estímulos del entorno y del interior. Los dos procesos implicados son la activación directa del músculo liso de las vías respiratorias y la estimulación indirecta mediante sustancias químicas farmacológicamente activas de las células que secretan mediadores, como los mastocitos o las neuronas sensoriales no mielinizadas. El grado de hiperreactividad de las vías respiratorias y la intensidad de los síntomas del asma suelen estar correlacionados.

La espirometría mediante la respuesta broncodilatadora debe ser la prueba principal utilizada para confirmar el diagnóstico de asma. En todos los individuos con asma aguda, se prefiere una lectura de oximetría de pulso para descartar hipoxemia. La mayoría de los pacientes con síntomas de asma aún reciben una radiografía de tórax como evaluación inicial por imágenes; sin embargo, la mayoría de estos individuos tienen hallazgos normales en la radiografía de tórax o señales que podrían indicar hiperinflación. La espirometría de ejercicio es el estándar de oro para diagnosticar pacientes con broncoespasmo generado por el ejercicio.

Los síntomas físicos del asma están influenciados por la gravedad de la afección, si ocurre un episodio agudo y qué tan fuerte es el evento. Hay cuatro categorías de gravedad del asma: moderadamente persistente, grave persistente, intermitente y levemente persistente. Dependiendo de la gravedad del asma, las personas pueden experimentar exacerbaciones leves, moderadas o graves.

El manejo farmacológico incluye el uso de fármacos para su control y alivio. Los medicamentos de control incluyen corticosteroides inhalados, modificadores de leucotrienos, teofilina (Theo-24, Theochron, Uniphyl), broncodilatadores de acción prolongada (beta agonistas y anticolinérgicos), anti-IgE, anti-IL-5 y anti-IL-4/IL. -13 anticuerpos. Los analgésicos incluyen ipratropio (Atrovent), corticosteroides sistémicos y broncodilatadores de acción corta. Dependiendo de la gravedad de la exacerbación, se recomienda la hospitalización después de que el paciente reciba tres dosis de un broncodilatador inhalado. Por lo general, se debe realizar una evaluación del control del asma en los pacientes cada uno a seis meses.

Impacto del asma en todo el mundo

El infradiagnóstico y el tratamiento insuficiente del asma son frecuentes, especialmente en los países de ingresos bajos y medianos. Las personas que padecen asma no tratadas pueden tener problemas para conciliar el sueño, sentirse agotados durante el día y tener problemas para concentrarse. Los enfermos de asma pueden faltar al trabajo o a la escuela, lo que puede suponer una carga financiera para la familia y la comunidad en general. Si los síntomas de un asmático son graves, puede necesitar atención de emergencia, así como ingreso hospitalario para tratamiento y seguimiento. Los ataques de asma graves tienen el potencial de ser mortales.

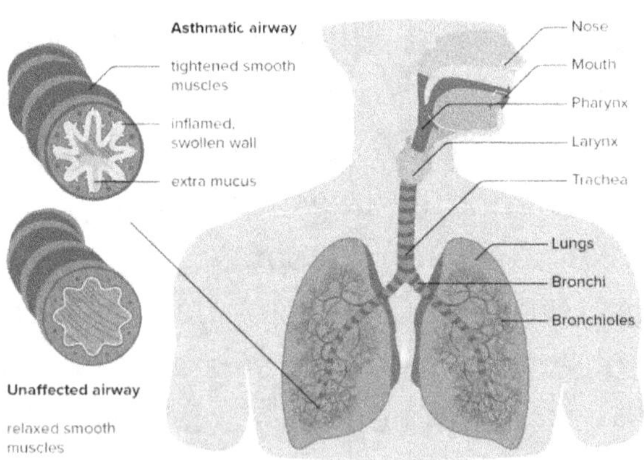

Hechos clave

- El asma es una enfermedad no transmisible (ENT) grave que afecta tanto a adultos como a niños, y es la enfermedad crónica más común en los niños.
- La inflamación y constricción de las estrechas vías respiratorias de los pulmones provocan síntomas de asma, que pueden incluir cualquier combinación de tos, sibilancias, dificultad para respirar y opresión en el pecho.
- Con medicamentos inhalados, las personas con asma pueden mantener estilos de vida activos y normales mientras controlan sus síntomas.
- Los síntomas del asma se pueden disminuir reduciendo los desencadenantes del asma.
- La mayoría de las muertes por asma ocurren en países de ingresos bajos y medianos bajos, donde puede ser difícil detectar y tratar a las personas.
- Como parte de su misión de reducir la carga mundial de las ENT y promover la cobertura sanitaria universal, la OMS se compromete a mejorar el diagnóstico, el tratamiento y la vigilancia del asma.

Sección 1
Introducción

El asma es una enfermedad inflamatoria que hace que las vías respiratorias se vuelven extremadamente sensibles a un desencadenante. La constricción de las vías respiratorias y la inflamación dificultan la respiración. La inhalación de aire purifica la sangre a medida que pasa a través de la tráquea y las vías respiratorias hasta los pulmones de un individuo sano. Estas vías respiratorias tienen cilios que secretan moco y músculos lisos a lo largo de sus paredes. Los cilios impiden que el polvo entre en las vías respiratorias.

La gravedad de la afección puede variar de leve a muy grave. En las primeras etapas, el paciente presenta ataques de asma poco frecuentes; sin embargo, en las últimas etapas su calidad de vida ha disminuido considerablemente.

Durante un ataque de asma, estos músculos lisos se hinchan y se inflaman, lo que hace que los cilios secreten demasiado moco y bloqueen las vías respiratorias.

Las siguientes son las causas de un ataque de asma:

1. Estiramiento de los músculos que recubren las vías respiratorias.

2. Aumento de la secreción de moco.

3. Inflamación de las vías respiratorias

Sección 2

Síntomas

El asma puede ser una enfermedad peligrosa, pero también puede tratarse con la atención adecuada. Las personas que tienen síntomas de asma deben consultar a un médico. Entre los síntomas se incluyen opresión en el pecho, sibilancias, tos y dificultad para respirar. Estos síntomas podrían empeorar o mejorar con el tiempo.

Los síntomas del asma pueden variar de persona a persona. En ocasiones, los síntomas empeoran repentinamente. Esto se conoce como ataque de asma. Los síntomas frecuentemente empeoran por la noche o durante el ejercicio.

Los síntomas comunes del asma incluyen:

- Tos crónica, especialmente de noche.
- Sibilancias ocasionales durante la inhalación y la exhalación.
- Dificultades respiratorias o dificultad para respirar, ocasionalmente incluso en reposo.

- Constricción en el pecho, lo que dificulta la respiración profunda.
- Tos
- Problemas para conciliar el sueño.
- Enfermedades respiratorias recurrentes.
- Agitación.
- Dificultad para conversar y hacer ejercicio.
- Ataques que ocurren en momentos específicos (nocturnos), mientras se trabaja o durante una actividad (inducidos por el ejercicio)

Algunas personas experimentan un empeoramiento de los síntomas cuando están resfriados o cuando baja la temperatura. Otros desencadenantes incluyen pieles y plumas de animales, jabones fuertes, fumar, polvo, vapores, polen de pastos y árboles y olores.

Los síntomas también pueden deberse a determinadas enfermedades. Las personas que presenten síntomas deben consultar a un médico.

Sección 3

Causas del asma

Actualmente no existe una causa comprobada para el asma, a pesar de que varios factores se han relacionado con una mayor probabilidad de desarrollar la afección y que, por lo general, es difícil identificar una causa única y directa. La literatura actualmente publicada muestra que el desarrollo de la enfermedad se ve afectado por factores tanto ambientales como genéticos.

1. **Factores genéticos:** Numerosos genes se han relacionado con una mayor vulnerabilidad a los factores de riesgo del asma. Otros miembros de la familia que también padecen asma, especialmente los parientes cercanos como padres o hermanos, aumentan la probabilidad de desarrollar asma.

2. **Factores ambientales:** El medio ambiente contiene una variedad de compuestos conocidos como alérgenos que irritan las vías respiratorias. La inflamación se debe a que la mucosa secreta diferentes moléculas, como las interleucinas, en respuesta al contacto con el alérgeno. El

eccema y la rinitis (fiebre del heno) se encuentran entre otros trastornos alérgicos que pueden surgir. También se cree que el riesgo de asma aumenta por la exposición a una variedad de alérgenos e irritantes ambientales, como el moho, la contaminación del aire interior y exterior, los ácaros del polvo en el hogar y el polvo, los vapores y los productos químicos en el lugar de trabajo.

3. **Urbanización:** Se sabe que la prevalencia del asma aumenta con la urbanización, muy probablemente como resultado de diversas variables del estilo de vida.

4. **Estilo de vida:** Las experiencias tempranas de la vida tienen un impacto en los pulmones en desarrollo y pueden aumentar la probabilidad de contraer asma. La prematuridad, el bajo peso al nacer, la exposición al humo del tabaco y otras fuentes de contaminación del aire y las infecciones respiratorias virales son algunas de ellas.

5. **Obesidad:** Las personas y los niños obesos o con sobrepeso tienen más probabilidades de desarrollar asma.

Sección 4

Desencadenantes del asma

Los desencadenantes/alérgenos ambientales más comunes se enumeran a continuación:

1. Polen
2. Polvo
3. Esporas de hongos
4. pieles de mascotas
5. Aire frío
6. Fumar
7. Ejercicio
8. Medicamentos como aspirina, ibuprofeno, betabloqueantes.
9. Contaminantes del aire
10. Estrés emocional
11. Enfermedad por reflujo gastroesofágico
12. Conservantes añadidos en los alimentos.
13. Alérgenos alimentarios como gambas y cacahuetes.

Sección 5

Factores de riesgo

1. **Obesidad:** Aumenta la probabilidad de contraer la enfermedad.

2. **Hipótesis de higiene:** Según la teoría, proteger demasiado a los niños del polvo y otros alérgenos fuera de sus cuerpos hace que la pared mucosa de su sistema respiratorio se vuelve hipersensible cuando finalmente se exponen a ellos.

3. **Historia de otras enfermedades alérgicas.:** El sistema inmunológico de una persona puede verse activado por trastornos alérgicos previos, como rinitis y eczema, lo que aumenta la probabilidad de desarrollar asma.

4. **Infecciones virales:** Se ha demostrado que una historia positiva de infección por el virus sincitial respiratorio (VSR) causa asma en la vejez.

Sección 6

Tipos de asma

1. **Asma infantil:** Se trata de ataques de asma muy tempranos en la vida, generalmente relacionados con la genética o antecedentes familiares de alergias.

2. **Asma adolescente:** Generalmente causados por antecedentes de enfermedad viral, los síntomas del niño aparecen inicialmente durante la pubertad.

3. **Asma ocupacional:** Los síntomas están relacionados con una industria particular donde el trabajador está expuesto a alérgenos inflamatorios, como el sector del caucho, los tintes o la petroquímica.

4. **Asma estacional:** Los síntomas sólo empeoran en determinadas estaciones del año, como en la primavera, cuando hay polen en el aire. El polen puede actuar como desencadenante de un ataque de asma en varias condiciones.

5. **Asma inducida por actividad física:**Normalmente, el polvo se elimina del aire antes de que llegue a los

pulmones cuando ingresa al sistema respiratorio. Sin embargo, durante el ejercicio, las personas tienden a respirar más rápidamente y, a menudo, por la boca. En consecuencia, no se produce ningún filtrado del aire que llega a los pulmones.

6. **Asma inducida por aspirina:** En este tipo, el consumo de fármacos como el ibuprofeno o la aspirina podría provocar un ataque de asma.

7. **Asma que aparece por la noche:** Por la noche, este tipo de asma se intensifica o empeora.

8. **Variante de tos Asma:** Esta especie no secreta moco. Hay una tos seca persistente y duradera que, si se trata, puede convertirse en asma grave.

Sección 7

Diagnóstico

Se realizan las siguientes pruebas para realizar el diagnóstico:

1. **Historia familiar:** Se toma para conocer la prevalencia de asma en la familia.

2. **Historia alérgica:** Historia de cualquier otra hipersensibilidad presente en el individuo.

3. **Examen físico:** Se realiza para diagnosticar el asma escuchando los pulmones en busca de sibilancias, examinando la nariz y la garganta en busca de hinchazón y verificando el pecho en forma de barril, lo cual es común entre los niños que padecen asma infantil.

4. **Prueba de parche:** En esto, los alérgenos desencadenantes se identifican poniendo varios alérgenos en contacto con la piel y comprobando la sensibilidad de cada uno de ellos.

5. **Radiografía de pecho:** En los casos de ataques asmáticos graves, el médico puede sugerir una radiografía de tórax. Las radiografías de tórax también ayudan a diagnosticar enfermedades pulmonares o cardíacas entre los pacientes con asma que presentan síntomas.

6. **Prueba de función pulmonar:** Se controlan diversas capacidades pulmonares, como la inhalación y la exhalación, que se ven afectadas en los casos de asma.

7. **Análisis de sangre:** Comprobar los niveles de inmunoglobulina E, que aumenta en los casos de enfermedades de hipersensibilidad como el asma.

Sección 8

Medicación, tratamiento y prevención

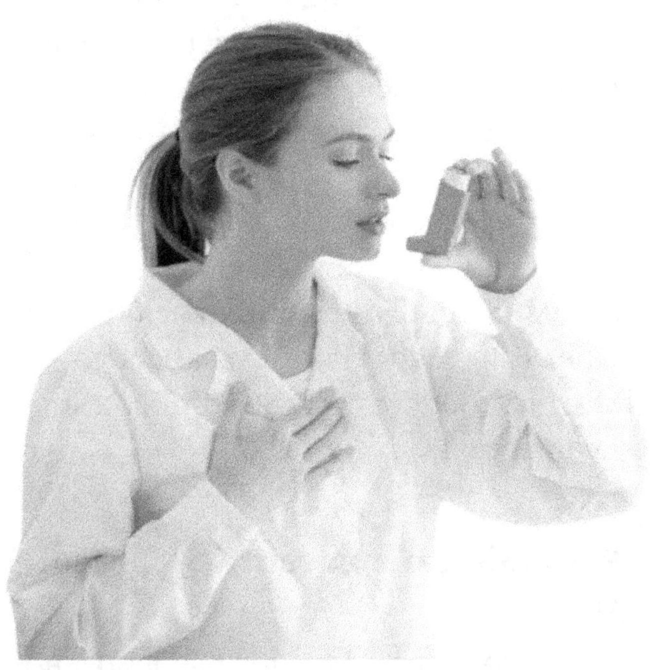

Supervisión/Control farmacéutico

En términos generales, existen dos tipos de medicamentos para el asma en función de si estamos ante una estrategia a largo plazo o de un ataque agudo de asma:

1. Tratamiento para ataque agudo/alivio rápido (también llamados medicamentos de alivio):

Los medicamentos de alivio rápido se utilizan para aliviar las exacerbaciones agudas del asma y prevenir los síntomas de broncoconstricción inducida por el ejercicio (BIE). Estos medicamentos aceleran el proceso de curación después de exacerbaciones agudas e incluyen salbutamol, un agonista beta de acción corta (SABA) y corticosteroides sistémicos. Se puede administrar bajo la observación de los médicos. La disminución aguda de la inflamación se logra con el uso de esteroides como la beclometasona. Se utilizan inhaladores para administrar estos dos medicamentos.

2. Tratamiento preventivo/control a largo plazo:

Los antagonistas de los leucotrienos y los estabilizadores de los mastocitos son dos ejemplos de fármacos que pueden utilizarse para prevenir la liberación de sustancias inflamatorias. Los medicamentos utilizados para el tratamiento a largo plazo incluyen corticosteroides inhalados (ICS), beta agonistas de acción prolongada (LABA) [102, 103], anticolinérgicos de acción prolongada, corticosteroides inhalados combinados y agonistas beta de acción prolongada, metilxantinas y antagonistas de los receptores de leucotrienos. Si bien los corticosteroides inhalados generalmente se consideran el fármaco de primera elección para tratar el asma crónica, la respuesta a este tratamiento varía lamentablemente entre los pacientes.

Existen varios tratamientos para el asma, sin embargo, aún no existe cura para esta afección. La inhalación directa de medicamentos en los pulmones es el método de tratamiento más común.

Los asmáticos pueden llevar una vida activa y regular y controlar mejor su afección mediante el uso de inhaladores.

Existen principalmente dos tipos de inhaladores:

- Broncodilatadores (como salbutamol), que abren las vías respiratorias y alivian los síntomas; y

- Esteroides (como la beclometasona) que reducen la inflamación en las vías respiratorias, lo que mejora los síntomas del asma y reduce el riesgo de ataques de asma graves y muerte.

Es posible que las personas que tienen asma necesitan tomar su inhalador a diario. El tratamiento para ellos dependerá de la frecuencia con la que experimentan los síntomas y del tipo de inhaladores disponibles.

Usar un inhalador puede resultar difícil, especialmente para niños pequeños o en caso de emergencia. El uso de un dispositivo espaciador facilita el uso de un inhalador de aerosol. Esto facilita que el medicamento ingrese a los pulmones y se absorba. Un espaciador es un dispositivo de plástico con una boquilla o máscara en un extremo y un orificio para inhalar en el otro. Puedes crear un espaciador artesanal y asequible que funcione tan bien como los que puedes comprar en las tiendas usando una botella de plástico de 500 ml.

En muchos países es difícil conseguir inhaladores. En 2021, los broncodilatadores estaban disponibles en la mitad de los países de ingresos bajos y medianos bajos, mientras que los inhaladores de esteroides estaban disponibles en un tercio de las instituciones públicas de atención primaria de salud. Aumentar el conocimiento de la comunidad también es esencial para erradicar el estigma y los mitos que rodean al asma en circunstancias específicas.

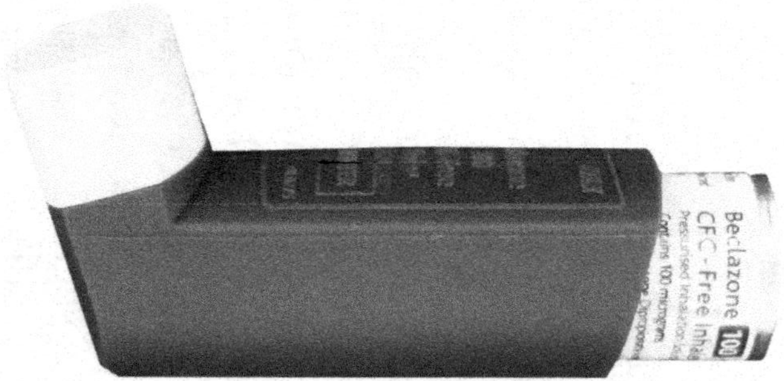

Salbutamol

Beclometasone

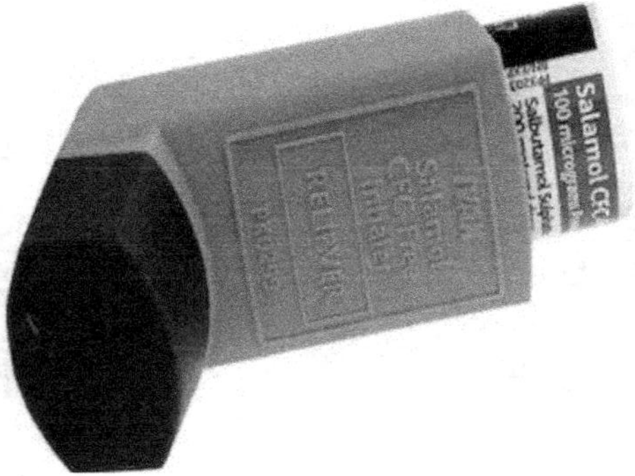

Cuidados personales

Quienes tienen asma y sus familiares necesitan recibir educación para que puedan comprender mejor su afección. Esto incluye los desencadenantes que se deben evitar, las terapias a las que se puede acceder actualmente y el manejo de los síntomas en el hogar.

Es fundamental que las personas comprendan cuándo reforzar su tratamiento cuando sus síntomas empeoran para evitar un ataque de asma desastroso. Los médicos pueden proporcionar a los pacientes un plan de acción para el asma para que puedan controlar mejor su asma.

Control ambiental

La exposición a irritantes ambientales puede tener un impacto sustancial en el empeoramiento de los síntomas. Por lo tanto, en personas con asma persistente, es crucial evaluar la susceptibilidad a los alérgenos interiores a largo plazo mediante pruebas in vitro o pruebas cutáneas. Una vez que se hayan determinado los alérgenos que causan el problema, brinde orientación a los pacientes sobre cómo prevenir estas exposiciones. La información sobre cómo prevenir la exposición al humo de tabaco de primera y segunda mano también es beneficiosa para los pacientes con asma.

Existen varias estrategias para mantenerse alejado de un alérgeno en particular, dependiendo de su tamaño y propiedades. Tan pronto como se evita una alergia, los síntomas normalmente deberían desaparecer bastante rápido; sin embargo, el alérgeno en sí (la caspa de gato, por ejemplo) puede permanecer en el aire durante meses después de que se elimina inicialmente la fuente. Los esfuerzos individuales rara vez tienen éxito por sí solos, lo que requiere un plan holístico.

La evitación integral de alérgenos durante el primer año de vida retrasa considerablemente la aparición del asma en personas con alto riesgo hereditario; el impacto aparece temprano en la niñez y persiste hasta la edad adulta.

La casa es donde deberías pasar la mayor parte de tu tiempo: entre un treinta y un sesenta por ciento. Se debe realizar limpieza y quitar el polvo periódicamente en los hogares de los pacientes. Si los pacientes no pueden evitar pasar la aspiradora, deben usar una mascarilla o una aspiradora de doble bolsa con un filtro de aire de partículas de alta eficiencia. Si es posible, se puede considerar mudarse a un piso más alto de la casa (menos polvo y moho) o a un nuevo vecindario (menos cucarachas). Es fundamental que se abstenga de fumar, tanto de forma activa como pasiva.

No se ha demostrado que los ionizadores de aire ambiental ayuden a las personas con asma persistente y el ozono que producen estos dispositivos puede ser perjudicial para algunas personas. Ciertos factores asociados al hogar incluyen ácaros del polvo, animales, cucarachas, moho y polen (para más detalles, consulte Aeroalergenos en interiores).

La contaminación del aire provocada por el tráfico puede aumentar el riesgo de sibilancias y asma, especialmente en personas con una alta actividad enzimática y del gen EPHX1. Esto podría medirse al provocar estrés oxidativo en las vías respiratorias.

ácaros del polvo

El alérgeno principal de los ácaros del polvo (Dermatophagoides pteronyssinus y farinae, tamaño 30 μm) es una enzima intestinal que se encuentra en las partículas fecales. El alérgeno se deposita en la tela, lo que hace que el filtrado del aire sea ineficaz debido a su tamaño relativamente grande. Un método para prevenir los ácaros del polvo es utilizar fundas impermeables (la intervención más importante para colchones, almohadas y edredones). Otra es quitar las alfombras de las camas, limitar los muebles tapizados, reducir la cantidad de persianas, lavar el resto de la ropa de cama en agua caliente (130°F [54.4°Ces la temperatura más efectiva) y guardar la ropa en cajones y armarios. Reduzca la cantidad de animales de peluche que posee y lávalos semanalmente o colóquese ocasionalmente en el congelador. Reduce la humedad en la habitación por debajo del 50%.

Debido a que la caspa de gato y otros animales, la saliva, la orina y las proteínas séricas son tan pequeñas (1 a 20 μm), la mayoría de estos alérgenos se transmiten por el aire en interiores. Las tácticas de evitación incluyen sacar a los animales de la casa (o al menos del dormitorio) y limpiar a los gatos y perros hasta dos veces por semana, así como bloquear los conductos de ventilación de calefacción y refrigeración con material filtrante denso. Se ha encontrado antígeno felino en hogares y lugares de trabajo donde nunca han vivido gatos, lo que destaca la importancia de una limpieza regular. Incluso después de que los gatos abandonan el hogar, los antígenos pueden persistir allí hasta por seis meses.

Inmunoterapia con alérgenos

Está en debate si la inmunoterapia es apropiada para tratar el asma. La eficacia del tratamiento para el asma fue confirmada por un metanálisis de 75 ensayos controlados aleatorios, aunque algunas investigaciones extensas y meticulosamente realizadas arrojaron resultados negativos.

El Informe del Panel de Expertos del Programa Nacional de Educación y Prevención del Asma establece que se debe considerar la inmunoterapia cuando se cumplen las siguientes circunstancias:

- No hay duda de que la sensibilidad del paciente a un alérgeno inevitable y los síntomas están relacionados.
- Los síntomas están presentes durante una parte considerable del año o durante todo el año.
- Cuando un paciente no cumple con su régimen farmacéutico, requiere muchos medicamentos o toma medicamentos eficientes, el manejo farmacológico de los síntomas puede resultar difícil.

Las inyecciones frecuentes de pequeñas cantidades de alérgeno se han utilizado para tratar la rinitis alérgica durante más de un siglo. Los beneficios pueden permanecer durante años después de suspender el tratamiento, lo que indica claramente el éxito del tratamiento. Este medicamento también se considera necesario para reacciones al veneno de avispas y abejas (himenópteros) que podrían ser letales. La importancia de las inyecciones repetidas de alérgenos en pacientes con asma ha sido más polémica, con opiniones que van desde una indicación relativa hasta ninguna en absoluto. Se han demostrado beneficios en personas con asma inducida por alergia.

Terapia con anticuerpos monoclonales

Omalizumab se recomienda para adultos y niños de seis años o más con asma persistente de moderada a grave cuyos síntomas no se controlan bien con corticosteroides inhalados cuando una prueba cutánea arroja un resultado positivo o se obtiene una reactividad in vitro a un aeroalergeno perenne. Los niveles de IgE deben oscilar entre 30 y 700 UI y el peso no debe exceder los 150 kg.

Este es un anticuerpo IgG murino humanizado que se dirige a la porción Fc del anticuerpo IgE, que se adhiere a las superficies de los mastocitos. Este anticuerpo inhibe la unión de IgE mediada por receptores de mastocitos, previniendo así la desgranulación de los mastocitos sin inducir la degradación en sí.

Termoplastia Bronquial

Se utiliza una serie de técnicas de broncoscopia para proporcionar energía térmica regulada a la pared de las vías respiratorias durante la termoplastia bronquial (BT), una nueva intervención para el asma.

Asma en el embarazo

El asma causa complicaciones en el embarazo en un 4-8% de los casos. Cuando el asma leve se trata adecuadamente, los resultados para las madres y los pacientes perinatales durante el embarazo pueden ser excelentes. El asma grave y mal controlada puede aumentar el riesgo de parto prematuro y otros problemas perinatales, como la morbilidad y mortalidad materna. El asma relacionada con el embarazo se trata mejor con educación del paciente, medicación farmacéutica individualizada, monitorización objetiva de la función pulmonar y minimización o eliminación de los desencadenantes del asma. Los corticosteroides inhalados son el tratamiento recomendado para todos los niveles de gravedad del asma crónica durante el embarazo. Medicar a las mujeres embarazadas con asma es una opción más segura que dejar que la afección empeore y provocar que los síntomas empeoren. El objetivo final del tratamiento del asma es prevenir episodios de hipoxia en la madre para mantener la oxigenación normal del feto.

Enfoque al nivel de actividad

El nivel de actividad de los pacientes suele estar restringido por su capacidad para hacer ejercicio y cómo responden a los medicamentos. Si bien no existen pautas específicas para pacientes con asma, es recomendable que eviten cualquier cosa que pueda agravar su enfermedad.

Mantener el tratamiento inicial del asma debería poder prevenir los síntomas del esfuerzo, ya que muchos pacientes con asma también experimentaron broncoconstricción inducida por el ejercicio. Las personas con broncoconstricción inducida por el ejercicio pueden o no poder hacer ejercicio, según su nivel de condición física, el tipo de ejercicio que realizan y el entorno en el que lo hacen. Muchos pacientes informan menos problemas cuando hacen ejercicio en interiores o en un ambiente cálido y húmedo que cuando lo hacen al aire libre o en un ambiente frío y seco.

Consideraciones dietéticas

La evidencia de estudios de cohortes prospectivos e investigaciones poblacionales realizadas en los últimos años sugiere un vínculo entre la obesidad y el asma. Las personas con mayores índices de masa corporal son más propensas a sufrir asma. En el ensayo Nurses' Health II, un ensayo de cohorte prospectivo en el que participaron alrededor de 86.000 mujeres adultas, un período de observación de cinco años mostró una relación lineal entre el índice de masa corporal y el riesgo de desarrollar asma. Los pacientes obesos con asma tenían más comorbilidades y una peor función pulmonar que los pacientes con asma con peso normal, según la recomendación GINA de 2019. A los pacientes obesos puede resultarles más difícil controlar su asma; sin embargo, una pérdida de peso del 5 al 10% puede mejorar el control del asma y la calidad de vida.

En términos generales, no se sugiere ninguna dieta en particular. Los episodios de asma no suelen ser provocados por sensibilidades alimentarias. No siempre es necesario evitar los productos que contienen leche a menos que haya una sensibilidad específica claramente presente. Después de una provocación alimentaria doble ciego con resultados positivos, se recomienda evitar alimentos. Aquellos que son sensibles a los sulfitos deben mantenerse alejados de ellos porque se han relacionado con exacerbaciones graves del asma.

Enfermedad por reflujo gastroesofágico

El ácido en el esófago distal puede aumentar drásticamente la resistencia y la sensibilidad de las vías respiratorias a través de respuestas vagales u otras respuestas neurales. El asma es tres veces más común en personas con ERGE. En [16] La terapia antirreflujo agresiva puede mejorar la función pulmonar y disminuir los síntomas del asma en ciertos pacientes. Una tos crónica inexplicable o síntomas de asma se pueden tratar con inhibidores de la bomba de protones, antiácidos o bloqueadores H2.

El tono del esfínter esofágico disminuye cuando se usan teofilina u otros medicamentos para el asma, lo que puede provocar síntomas de ERGE. Algunos asmáticos experimentan un reflujo estomacal significativo incluso cuando no presentan ningún síntoma del esófago.

Sinusitis

El 50% de las personas que tienen asma también tienen problemas nasales. La sinusitis es el principal factor que contribuye al empeoramiento de los síntomas del asma. El empeoramiento de los síntomas de las vías respiratorias podría deberse a una infección aguda de los senos nasales o a una inflamación persistente. El tratamiento para la inflamación nasal y de los senos nasales reduce la capacidad de respuesta de las vías respiratorias. Para tratar la sinusitis aguda y reducir los síntomas del asma, se deben tomar antibióticos durante un mínimo de 10 días.

Monitoreo a largo plazo

Se deben utilizar los siguientes criterios para el seguimiento continuo de todos los pacientes con asma a fin de ayudar en el tratamiento general de la afección:

- Se debe capacitar a los pacientes para identificar un control insuficiente del asma y los profesionales de la salud deben evaluar el control en cada visita para monitorear los signos y síntomas del asma.

- La espirometría y la monitorización del flujo máximo deben realizarse con frecuencia para controlar la función pulmonar.

- Pregunte sobre actividades reducidas, interrupciones del sueño, días de trabajo o escuela faltantes y cambios en las responsabilidades del cuidador para evaluar la calidad de vida y el estado funcional.

- Para realizar un seguimiento del historial de exacerbaciones del asma, descubra si los pacientes se vigilan a sí mismos para identificar las exacerbaciones del asma y si están siendo tratados por profesionales médicos o por su cuenta.

- Asegúrese de que los agonistas beta de acción corta se utilicen según lo prescrito y de que se controle el cumplimiento de la medicación en lo que respecta a la farmacoterapia.

- Esté atento a la satisfacción del paciente y la comunicación entre proveedor y paciente.

Evaluación funcional de la obstrucción de las vías respiratorias

Como parte de una evaluación funcional del bloqueo de las vías respiratorias, mida el FEV1 o el flujo espiratorio máximo (PEF) para ver qué tan bien está respondiendo el paciente al tratamiento. La medición del PEF es económica y portátil. Las mediciones en serie se pueden utilizar para monitorear la respuesta de un paciente a la terapia y otros factores pertinentes al decidir si ingresarlo en el hospital o darle el alta de la sala de emergencias. Una de las desventajas del PEF es su dependencia del trabajo paciente. El FEV1 depende más del esfuerzo que el PEF.

Consultas

- Remitir a cualquier paciente con asma persistente de moderada a grave que sea difícil de controlar a un neumólogo o alergólogo para garantizar un tratamiento gradual adecuado del asma. Además, puede derivarlos para una evaluación adicional a fin de ayudar a descartar otras enfermedades como VCD/ILO. Una derivación profesional para una evaluación adicional debe seguir cualquier anomalía encontrada durante una radiografía de tórax.

- Remita a los pacientes a un alergólogo o inmunólogo para que les realicen pruebas cutáneas que ayuden a evitar los alérgenos en interiores y a considerar la inmunoterapia para controlar la rinitis alérgica estacional.

- Las personas que presentan signos de broncoconstricción inducida por el ejercicio (BIE) deben ser enviadas a un neumólogo para su evaluación. A estos pacientes se les deben realizar pruebas de ejercicio o broncoprovocación para poder observar cualquier evidencia de hiperreactividad de las vías respiratorias, así como cómo responden los pacientes al ejercicio.

- Referir a los pacientes a un otorrinolaringólogo para el diagnóstico de enfermedades de las vías respiratorias superiores o para el tratamiento de la obstrucción nasal provocada por pólipos, sinusitis o rinitis alérgica.

Resumen de prevención

Las siguientes formas pueden ayudar a minimizar los ataques e identificarlos desde el principio:

1. Evite desencadenar alérgenos.
2. Siga seriamente el régimen de medicamentos para el asma.
3. Vacúnese con las últimas vacunas contra la gripe.
4. Evita fumar
5. Mantener un peso saludable
6. tener una buena dieta
7. En caso de asma inducida por el ejercicio, evite el ejercicio riguroso.
8. En caso de asma ocupacional, intente cambiar de profesión.
9. Controlar su frecuencia respiratoria y su sonido.